CLINIQUE MÉDICALE DE L'HOPITAL SAINT-ANDRÉ DE BORDEAUX

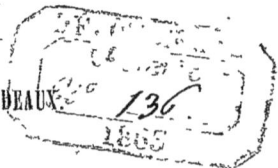

Service de M. Henri GINTRAC.

COMPTE RENDU

DES MALADIES OBSERVÉES PENDANT L'ANNÉE 1862;

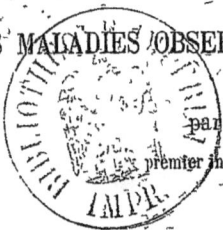

par M. Louis SENTEX,
premier interne à l'hôpital Saint-André.

Le service de la clinique interne (salles 15 et 6) a reçu 974 malades dans le courant de l'année 1862.

Sur ce nombre, qui se compose des 69 restant en traitement le 31 décembre 1861 et des 905 entrés dans l'année, 877 sont sortis soulagés ou guéris, 49 sont morts, et 48 restent dans les salles le 1er janvier 1863. Ces derniers ne nous occuperont plus, et je ne dois en faire qu'une simple mention.

584 hommes et 390 femmes forment un total qui se divise par mois de la manière suivante :

Restants de l'année précédente, 69 (43 hommes et 26 femmes); entrés en janvier, 63 (37 hommes et 26 femmes); en février, 79 (48 h. et 31 f.); en mars, 75 (50 h. et 25 f.); en avril, 84 (53 h. et 31 f.); en mai, 79 (54 h. et 25 f.); en juin, 71 (45 h. et 26 f.); en juillet, 88 (58 h. et 30 f.); en août, 89 (53 h. et 36 f.); en septembre, 70 (38 h. et 32 f.); en octobre, 67 (38 h. et 29 f.); en novembre, 63 (31 h. et 32 f.); en décembre, 72 (41 h. et 31 f.).

Cette distribution des entrées par mois me conduit naturellement à examiner l'influence que les circonstances atmosphériques peuvent avoir eu sur la production des diverses espèces d'affections. Ce travail, fait pour tous les hôpitaux de Paris par un membre distingué de la Société médicale des hôpitaux, M. Laillier, ne peut avoir ici la même importance, puisqu'il ne porte que sur un nombre de malades relativement très restreint.

D'une manière générale, les affections des voies respiratoires ont prédominé en hiver, et les maladies des voies digestives et de leurs annexes ont été fréquentes surtout en été. Pendant les deux saisons intermédiaires, nous avons eu beaucoup de fièvres intermittentes, des rhumatismes en grand nombre, et une constitution médicale peu fixe, dans laquelle on retrouve les éléments de celle qui venait de finir et de celle qui allait commencer.

Maladies observées : Fièvres intermittentes, 62 ; fièvres continues, 17 ; maladies aiguës de la peau, 33 ; maladies cutanées chroniques, 60 ; céphalées, 4 ; congestions cérébrales, 7 ; apoplexies, 6 ; ramollissements du cerveau, 2 ; myélites chroniques, 4 ; paralysies diverses, 5 ; névroses, 21 ; névralgies, 15 ; rhumatismes, 116 ; maladies des voies respiratoires, 249 ; affections du système circulatoire, 22 ; maladies liées à une altération du sang, 27 ; affections des voies digestives et de leurs annexes, 164 ; maladies des voies génito=urinaires dans les deux sexes, 97 ; syphilis, 11 ; atrophies musculaires progressives, 2 ; intoxication mercurielle, 1 ; empoisonnement par le chlore, 1 ; alcoolisme chronique, 2.

Tel est le tableau succinct des maladies qui ont été soumises à l'observation des élèves de la Clinique. Je passe à l'examen détaillé de chacun des groupes qui peuvent offrir quelque intérêt.

Fièvres. — 62 *fièvres intermittentes,* dont 20 quotidiennes, 25 tierces, 12 à type double tierce, 4 à type quarte, enfin une fièvre pernicieuse à type double tierce. Le sujet sur lequel nous observâmes cette dernière était âgé de vingt-six ans ; sa maladie eut un début insidieux, et les symptômes

furent assez masqués pour qu'on n'ait pu agir qu'après le
second accès. Le traitement fut cependant efficace, et au
bout de quelques jours le malade quittait l'hôpital. — Je ne
puis dire d'une manière absolue le nombre des malades
atteints de fièvres intermittentes chez lesquels nous avons
observé un gonflement plus ou moins considérable de la
rate; mais ce que je puis affirmer sans crainte de faire erreur,
c'est que cette lésion ne s'est pas retrouvée avec la fréquence
que quelques auteurs prétendent avoir constatée. Le traitement de ces affections a d'ailleurs toujours été le même;
c'est à dire que si la fièvre résistait à de simples soins hygié-
niques, on l'attaquait directement par le sulfate de quinine,
qui était remplacé à son tour par l'électuaire fébrifuge de
M. le professeur E. Gintrac. Je dois ajouter enfin que, dans
certains cas de fièvres intermittentes rebelles, j'ai vu produire d'excellents effets à la poudre de quinquina (8 grammes)
tenue en suspension dans du café noir.

17 *fièvres continues*, dont 13 simples et 4 plus graves. —
Pour ceux qui regardent comme des fièvres typhoïdes tous
les états fébriles qui durent plus de cinq jours, ce para-
graphe devrait être supprimé dans notre statistique; mais
aujourd'hui on est revenu de ces idées exclusives, et les
fièvres continues s'observent assez fréquemment à l'état de
simplicité. Je suis obligé d'avouer cependant que je crois à la
transformation possible d'une fièvre continue simple en une
fièvre typhoïde, mais seulement dans des conditions spéciales,
telle, par exemple, que le séjour dans une salle d'hôpital où
se trouvent des individus atteints de fièvre typhoïde. J'ajou-
terai que, même dans le cas où les choses se passent sim-
plement, la convalescence est toujours plus longue chez nos
malades que chez ceux qui, placés à la campagne, peuvent
respirer un air plus pur.

Maladies aiguës de la peau et fièvres exanthématiques. —

4 rougeoles, 7 scarlatines, 1 rubéole (le *retheln* des Alle-mands), dont l'observation a été publiée dans le numéro de décembre 1862 du *Journal de Médecine*; 3 urticaires, 6 érysipèles, 15 érythèmes, 5 zona, 2 gales pustuleuses.

Parmi les scarlatines, une seule mérite une mention spéciale à cause des accidents concomitants; elle a atteint un jeune homme de dix-sept ans, et s'est accompagnée d'une éruption de miliaire, d'une angine pultacée, d'oreillons, enfin de cette affection rhumatismale à laquelle M. Trousseau donne le nom de *rhumatisme scarlatin*.

Urticaires. — Une des 3 s'est accompagnée de nombreuses taches de purpura et d'épistaxis abondantes. Le malade, jeune homme de vingt-trois ans, a eu une convalescence longue et pénible; mais il a cependant parfaitement guéri.

Des 6 *érysipèles*, 1 siégeait aux membres inférieurs, 2 à la face, 3 occupaient toute la tête. Aucun de ces derniers né s'est accompagné d'accidents cérébraux; tous, au contraire, ont offert comme symptôme prodromique l'engorgement des ganglions sous-maxillaires noté par Chomel, et comme symptôme concomitant, l'état saburral des premières voies. Je n'ai rien vu qui pût rappeler la malignité que ces affections exanthématiques offrent dans les hôpitaux de Paris.

Les 5 *érythèmes* se sont présentés sous deux formes différentes : 1, avec l'aspect marginé, avait son siége sur les poignets; les 4 autres ont offert cet aspect particulier qui leur a valu, de la part des dermatologistes, le nom d'*érythème noueux*. Chacun d'eux est venu confirmer les idées des pathologistes qui ne les regardent que comme une manifestation rhumatoïde, et qui admettent la péliose rhumatismale de Schœnlein, c'est-à-dire la manifestation rhumatismale sur la peau, au même titre que cette même manifestation du côté de l'appareil circulatoire (endocardite et péricardite), ou du côté des centres nerveux (méningite).

Les *zona* ne nous offrent à signaler que leurs siéges divers. Sur 5, 3 occupaient le thorax, 1 le bassin et 1 le cou. L'un des premiers a laissé après lui une dermalgie extrêmement douloureuse. Nous l'observâmes sur une malheureuse phthisique, âgée de trente-trois ans, et chez laquelle je notai, le jour de son entrée (8 avril 1862), les phénomènes suivants : la surface anciennement occupée par l'affection herpétique présente une teinte brunâtre, elle est le siége de vives démangeaisons. La malade y ressent par moments des élancements très pénibles et comme des piqûres de sangsues. Le point le plus douloureux existe entre la 9e et la 8e côte, presque à la hauteur de l'articulation chondrale de cette dernière. En ce point, la douleur est fortement augmentée par la pression et les quintes de toux; mais elle ne s'irradie pas le long de l'espace inter-costal. Ce dernier signe négatif et la diffusion de la douleur sur toute la surface cutanée précédemment occupée par l'éruption, confirment le diagnostic de dermalgie, et ne peuvent permettre de confondre cette affection avec la névralgie intercostale des phthisiques, que M. Beau a si bien étudiée.

60 *maladies cutanées chroniques.* — 7 prurigo, 17 eczéma, 3 ecthyma, 7 impétigo, 1 mentagre, 2 pemphygus généralisés, 5 psoriasis, 2 pityriasis (dont 1 versicolor), 1 lupus non exedens, 15 pellagres.

A propos des *eczéma*, et après avoir examiné un certain nombre de malades qui en étaient atteints, M. Henri Gintrac, dans une de ses conférences cliniques, nous a fait comprendre combien étaient fondées les variétés établies par M. Hardy au sujet de cette maladie cutanée. Chez nos malades, en effet, nous avons pu, en considérant l'aspect, étudier successivement l'eczéma simplex, l'eczéma rubrum, l'eczéma fendillé, l'eczéma impétigo, et nous assurer ainsi que bien des affections cutanées qu'on range dans les squammes ou les pus-

tules ne sont que des modifications d'un eczéma primitif.
En ne tenant compte que de la configuration, nous avons
constaté l'eczéma figuratum, l'eczéma nummulaire, l'eczéma
sparsum ou diffusum; en ayant égard au siége, nous avons
reconnu comme variétés : 1º l'eczéma pilaris; 2º l'eczéma
capitis; 3º l'eczéma de la face; 4º du sein; 5º du nombril;
6º des parties génitales; 7º des pieds et surtout des mains.
Je dis surtout, parce qu'en effet les mains ont été les parties
les plus fréquemment malades. Cette variété a été notamment
observée chez des personnes qui, par leur profession, étaient
exposées à avoir sur leurs mains des causes perpétuelles d'irritation (épiciers, chiffonniers, cuisinières, etc.) Toujours
cette affection s'est montrée assez rebelle, et après avoir fait
usage de nombreux traitements, M. le Dr Henri Gintrac s'est
arrêté à une thérapeutique qu'on pourrait formuler de la
manière suivante : à l'intérieur, deux cuillerées à bouche
d'une solution arsénicale ainsi composée : arséniate de soude,
5 centigrammes; eau distillée, 300,00; à l'extérieur, onctions sur la partie malade avec l'huile de cade, et un bain
alcalin tous les deux jours; les bains sulfureux devant être
prescrits avec de grands ménagements, à cause de la vive
irritation qu'ils produisent dans certains cas. Quant à l'emploi de l'huile de cade en onctions, je ne saurais jamais assez
le recommander. Je lui ai vu produire sur plusieurs malades
des résultats vraiment inattendus. Cette huile n'agit pas ici
uniquement comme substance grasse, car la glycérine em-
ployée seule n'a point produit des résultats analogues; elle
agit surtout par la substance résineuse empyreumatique
qu'elle contient.

L'emploi des bains sulfureux doit être encore plus réservé
dans le *pemphygus chronique généralisé*. L'irritation qu'ils
produisent chez les malheureux atteints de cette maladie est
extrême; et aujourd'hui j'oserai à peine leur prescrire, alors

qu'ils seront fatigués par l'odeur qui s'exhale des surfaces dénudées d'épiderme, quelques bains gélatineux ou amidonnés. L'indication principale consiste ici à soutenir les forces du malade au moyen des toniques.

Comme dans le compte rendu précédent (¹), nous plaçons la *pellagre* à la suite des affections chroniques de la peau, bien que nous ne la considérions pas cependant comme une simple maladie cutanée. Sur 15 malades observés, 6 présentaient la triade symptomatologique des accidents cutanés, digestifs et nerveux; 5 offraient des accidents cutanés et digestifs, 4 des accidents cutanés et nerveux. 2 de ceux-ci seulement méritent de nous arrêter un instant. Le premier, parce qu'il s'offrit à nous avec une paralysie du voile du palais, qu'on ne pouvait rattacher à l'existence d'angines antérieures, car le malade n'avait rien eu du côté de la gorge; le second, parce que la manifestation cutanée qu'on observait chez lui avait une localisation peu commune, c'est-à-dire la partie antérieure et inférieure de chaque avant-bras.

6 *apoplexies*, dont 5 cérébrales et 1 méningée. L'observation de cette dernière mérite d'être rapportée en détail.

Boudon (Augustin), âgé de dix-huit ans, né à Agen, domicilié à Cadillac depuis quinze jours, entre à l'hôpital Saint-André (salle 15, lit 33) le 31 janvier 1862. Ce jeune homme, d'une assez forte constitution, d'un tempérament nervoso-sanguin, n'a jamais été malade. Il ne tient de ses parents aucun principe morbifique héréditaire; il vit dans des conditions de salubrité convenables, et n'a jamais fait aucune espèce d'excès.

Dans ces derniers temps seulement, Boudon a éprouvé de violents chagrins. Forcé de quitter la maison paternelle, il y a une quinzaine de jours, pour éviter les mauvais traitements

(¹) *Journal de Médecine de Bordeaux*, février 1861.

qu'il subissait de la part d'une marâtre, une grande tristesse s'empara de lui. Sa santé devint chancelante; il n'avait plus le cœur à la besogne *(sic)*; il avait de l'anorexie, une insomnie habituelle, des maux de tête fréquents. Il ne rompit cependant pas avec ses occupations habituelles; mais le 28 janvier, pendant qu'il était à son travail, il fut pris *brusquement* de vertiges, et tomba. Il ne perdit pas connaissance, n'eut pas d'écume à la bouche, n'eût ni convulsions, ni éblouissements, ni tintements d'oreilles; mais on fut obligé de le transporter dans son lit, car il était tellement faible que ses jambes se refusaient à le soutenir. A peine couché, le malade fût pris de sueurs abondantes qui durèrent près de trois heures. Des nausées et des vomissements bilieux leur succédèrent, la céphalalgie devint très intense. Ces divers symptômes persistèrent jusqu'au 31 janvier, jour de l'entrée du malade à l'hôpital.

Je le vois à trois heures du soir, et je constate l'état suivant: décubitus dorsal, léger assoupissement. Le malade répond lentement et comme avec répugnance aux questions que je lui adresse. Le pouls est régulier, un peu plein; non fréquent (60-65). Il existe dans la tête un sentiment de lourdeur profonde; le malade ne peut la tenir baissée sans qu'il y ait aussitôt menace de nouveaux vertiges. La face est pâle, amaigrie; les yeux sont saillants, douloureux; sans injection; le regard est hébété. Anorexie, pas de soif; langue naturelle, pas d'amertume à la bouche. Le ventre est souple et indolent, les selles sont normales. Les nausées et les vomissements ont disparu depuis ce matin.

1er février.—La nuit a été très agitée. Ce matin, le pouls est plein, mais lent (52). Le sentiment de lourdeur qui existait dans la tête s'est transformé en une céphalalgie qui a son maximum d'intensité aux régions frontale et sus-orbitaire. L'état général est le même qu'hier. (Saignée du bras de 300 grammes, sinapismes. aux membres inférieurs, bouillon.)

2. — Pas de changement. (Sinapismes, soupe.)

3. — La nuit a été plus calme; la céphalalgie est moins intense, mais l'assoupissement persiste, et le pouls devient plus petit et plus lent (45). (Tisane; infusion de valériane, 100.)

4. L'état du malade s'améliore; mais l'ennui le gagne, et il exige son exeat le 12 février, bien qu'il ressente encore un sentiment de gêne marqué dans la tête et une faiblesse générale assez prononcée. La face est toujours pâle, le regard hébété; il a encore de l'inappétence, et un fonds de tristesse qui le tient éloigné des autres malades.

12. — Boudon était à même de quitter l'hôpital vers dix heures du matin, lorsqu'il tombe brusquement, sans pousser aucun cri. On le place aussitôt sur son lit, et on peut constater alors qu'il y a perte complète de la sensibilité et de l'intelligence. Les muscles sont dans un état de roideur particulier; le pouce est fléchi dans la paume de la main; la respiration est suspendue, le pouls est faible et petit. Il s'écoule par la bouche des jets de mucosités sanguinolentes, les veines du cou sont tuméfiées, la face est congestionnée. Bientôt les mouvements respiratoires recommencent, la rougeur de la face diminue; le malade agite le membre supérieur droit et fait des efforts pour parler, mais ne peut parvenir à articuler aucun son. On s'aperçoit alors qu'il y a une hémiplégie du côté gauche. La bouche n'est pas déviée. (4 sangsues derrière chaque oreille.)

Soir, trois heures. — Le coma persiste, le mouvement et la sensibilité sont abolis dans tout le côté gauche; les mâchoires sont fortement resserrées; il est impossible au malade de rien avaler.

13. — La connaissance est un peu revenue; le malade comprend toutes les questions qu'on lui adresse, et répond

assez juste par *oui* et par *non*. Le pouls est calme. Céphalalgie très-intense, surtout du côté droit; difficulté moins grande à la déglutition. (Sinapismes aux membres inférieurs.)

14. — Dans la soirée d'hier, le visage a été le siége de fréquentes alternatives de coloration et de pâleur, il y a eu un peu d'agitation. Aujourd'hui, le coma est profond; le malade ne répond plus aux questions qu'on lui adresse. Cependant l'ouïe est conservée, car il tire la langue quand on le lui demande, mais il l'oublie hors de la bouche. L'hémiplégie persiste, l'excrétion des urines est involontaire; constipation. (1 vésicatoire à la nuque, 2 vésicatoires aux jambes; potion avec musc, 0,30; bouillon.)

15. — Le pouls est toujours fort, large et plus fréquent (90); la peau est chaude, les sclérotiques sont injectées, et la face est congestionnée; les urines coulent toujours involontairement et la constipation persiste. (Calomel, 1,00; scammonée, 0,15; large vésicatoire sur la tête.)

16. — Le pouls est à 96, les pupilles restent dilatées et immobiles, les paupières sont à demi fermées; il s'écoule par l'angle interne un liquide séro-purulent assez abondant. Strabisme convergent de l'œil droit, un peu d'affaiblissement de la vue. On est obligé de fixer le membre supérieur droit, parce que le malade le porte constamment à sa tête pour tâcher d'enlever le vésicatoire qui recouvre le cuir chevelu. La déglutition est toujours difficile, les mâchoires restent resserrées, le malade ne prend qu'une très petite quantité de biscuit trempé dans du vin; il ne peut plus tirer la langue; le ventre se rétracte; il y a eu deux selles involontaires. (Potion avec musc; 0,30.)

17. — Le pouls est plus petit et plus fréquent (105), la déglutition est un peu moins difficile, mais le coma persiste. Excrétions toujours involontaires. La peau devient rouge à la région sacrée. (Infusion de valériane, 100,00; sirop d'é-

ther, 20,00; musc, 0,50. On saupoudre le lit avec du tannate de plomb. Bouillon.)

A partir de ce moment, l'état s'aggrave, la fièvre persiste; le pouls se maintient toujours à 95-105. La déglutition devient de plus en plus difficile, le coma plus profond. Les mouvements désordonnés du membre supérieur droit disparaissent; le malade ne prononce plus une seule parole. Les urines coulent toujours involontairement, le ventre se rétracte de manière à présenter la forme en carène. A une constipation opiniâtre succède une diarrhée séreuse abondante, l'amaigrissement fait de très notables progrès; une escharre se forme dans la région sacrée et va toujours en s'agrandissant; enfin, le malade expire le 25 février après une lente agonie.

Nécropsie. — L'escharre de la région sacrée a laissé à sa place un large ulcère au fond duquel on aperçoit le sacrum rugueux et dépouillé de son périoste. Les muscles sont grêles, la maigreur considérable.

Tête. — La calotte du crâne enlevée, on aperçoit une hypérémie manifeste des méninges. Les veines de la dure-mère sont gorgées d'un sang noir. Toute la portion de la dure-mère qui recouvre les deux tiers antérieurs de l'hémisphère droit est d'un bleu violacé extrêmement marqué. En incisant les méninges du côté droit à 1 centimètre du sinus longitudinal supérieur et en les rabattant, on trouve au dessous un caillot aplati, assez dur, s'étendant sur toute la surface, qui paraît violacée au travers des méninges, et assez fortement appliqué sur la substance cérébrale. Ce caillot pèse 30 grammes. La face interne de la portion de dure-mère qui le recouvre est lisse et ne présente aucune trace de fausses membranes. Les sinus de la dure-mère sont remplis de sang.

Le cerveau est ensuite enlevé de sa boîte osseuse; sa face

inférieure n'offre rien d'anormal à signaler. En l'examinant avec soin pendant qu'il repose sur sa base, on est frappé d'une disproportion manifeste qui existe entre les deux hémisphères, le droit étant sensiblement plus volumineux que le gauche, surtout au niveau de sa corne frontale, qui paraît ramollie. Plusieurs personnes ayant voulu constater ce manque de consistance, ce point finit par céder. Le doigt pénètre à 1 centimètre environ de profondeur, et par cette ouverture il s'écoule un liquide jaunâtre assez épais, ayant tout à fait l'aspect du pus mal lié. On incise alors avec précaution l'hémisphère droit en allant de haut en bas, et on tombe dans un vaste foyer contenant un liquide en tout semblable à celui qui s'est échappé par l'ouverture de la corne frontale. La substance cérébrale qui en forme les parois est réduite en une masse pulpeuse, grisâtre, diffluente. Cette altération s'étend jusqu'à 1 1/2 centimètre environ des circonvolutions de la convexité. Au centre du foyer proémine une tumeur noirâtre, intimement recouverte à sa périphérie d'une couche du liquide en question. En l'incisant, on reconnaît qu'elle est formée par un gros caillot assez mou, s'enfonçant profondément dans la substance cérébrale, atteignant presque, par sa partie inférieure, les circonvolutions de la base, et mesurant 6 centimètres de hauteur. En prenant quelques précautions, on peut l'enlever en entier : il pèse 185 grammes.

Il n'existe plus aucune trace du corps strié. Le plexus choroïdien sépare très nettement la couche optique, qui paraît saine à l'extérieur; mais en l'incisant suivant son plus grand diamètre, on la trouve bordée à son extrémité antérieure par une substance gélatiniforme ayant une épaisseur de 2 millimètres environ. Le reste du ventricule latéral est sain; un peu de sérosité sanguinolente dans la corne occipitale. Le trigone cérébral, le septum lucidum, sont très ramollis et se déchirent avec la plus grande facilité. L'hémisphère droit est sain; les coupes faites dans plusieurs sens ne laissent pas même apercevoir de piqueté.

L'examen le plus minutieux du mésocéphale, du bulbe et du cervelet ne permet de rien constater. Les viscères thoraciques sont sains, les voies digestives à l'état normal. Je dois signaler cependant une injection assez vive de quelques anses intestinales et de plusieurs points du colon.

Paralysies diverses. — Au nombre de 8, dont 1 de cause syphilitique, 3 de cause rhumatismale; enfin, 4 s'étaient produites sous l'influence d'une intoxication saturnine. Je me contente de signaler la première, son observation ayant été publiée dans le *Compte rendu de la Clinique interne pour le second semestre de 1860.* Les paralysies qui résultaient de l'empoisonnement par le plomb n'ayant offert rien de spécial, je ne m'y arrêterai que pour dire combien elles ont été réfractaires aux divers moyens mis en usage : bains sulfureux, électricité, etc. Les paralysies rhumatismales, au contraire, ont été assez facilement améliorées par l'électrisation localisée. Leur histoire est la même pour toutes, c'est-à-dire qu'après un rhumatisme musculaire, les malades ont eu une véritable paralysie des muscles affectés. Cette paralysie a atteint dans un cas le deltoïde; dans un second, les muscles fléchisseurs de la cuisse gauche; dans un troisième, les extenseurs de la main droite.

Névroses. — 21, dont 7 épilepsies, 12 hystéries, 1 catalepsie, 1 chorée aiguë.

Les épileptiques n'ont obtenu aucune amélioration notable des traitements divers mis en usage, entre autres la poudre de valériane à la dose de 30 grammes chaque jour. Deux d'entre eux ont dû être tranférés dans des asiles d'aliénés, tous deux ayant été pris d'un accès de manie aiguë pendant lequel ils avaient tenté de se suicider.

Chez une hystérique, les attaques se reproduisaient d'une

peu avancé de cet enfant et de son apparence chétive, on cru d'abord à des excès de masturbation; mais il y eut de sa part une négation absolue : les antispasmodiques (chloroforme, valériane, oxyde de zinc, etc.) semblèrent les premiers jours vouloir arrêter le mal dans sa marche; mais bientôt les mouvements convulsifs reparurent, en même temps que des hallucinations de tout genre. Le malade, qui était devenu un sujet de désordre pour la salle tout entière, réussit un jour à s'échapper de l'hôpital et rentra dans sa famille. Un mois plus tard environ on le conduisait à Cadillac. Les mouvements convulsifs avaient diminué, mais les troubles de l'intelligence étaient devenus plus sérieux, et il existait une véritable monomanie religieuse.

15 *névralgies*, parmi lesquelles 4 névralgies trifaciales, 1 ilio-scrotale, 1 du creux poplité, et 9 sciatiques.

A l'occasion de ces dernières, je dirai que la cautérisation sulfurique et l'atropine en injections sous-cutanées ont obtenu chacune de véritables succès. Chez deux malades, l'atropine introduite dans l'économie par la méthode hypodermique, détermina quelques accidents, et chez l'un d'eux une mydriase de l'œil gauche.

Rhumatismes. — Je les divise en rhumatismes musculaires et articulaires.

Les premiers sont au nombre de 48 : 12 occupaient les parois thoraciques (pleurodynies), 11 la masse charnue sacro-lombaire (lumbago), 5 le deltoïde (scapulodynie), 6 les parois abdominales (rhumatisme pré-abdominal), 4 les muscles du cou (torticolis); enfin, 1 siégeait dans les muscles fessiers du côté gauche.

Ce dernier a été un des plus rebelles; il datait déjà de fort longtemps lorsque l'individu qui s'en plaignait fut admis à la Clinique. Une foule de traitements avaient été suivis avec persévérance par le malade sans résultat aucun. De nombreux moyens (frictions calmantes, bains sulfureux, injections hypodermiques, vésicatoires volants, etc.) ayant échoué, et le malade demandant avec instance à être débarrassé d'un mal qui l'empêchait de travailler, on eut recours au traitement suivant : une incision profonde fut pratiquée au niveau du point le plus douloureux, et un pois calmant de M. Trousseau fut introduit au fond de la plaie. Ce pois fut changé tous les jours avec beaucoup de régularité. L'amélioration ne se fit pas longtemps attendre, et au bout de trois semaines le malade sortait de l'hôpital, guéri tout à la fois de son incision et de son rhumatisme.

Des difficultés tout aussi grandes se sont présentées chez un malade atteint de torticolis chronique. C'était un jeune marin de dix-sept ans, chez lequel l'acuité des symptômes était telle et la douleur à la nuque si prononcée, qu'on se demanda pendant quelque temps si l'affection ne siégeait pas dans les enveloppes de la moëlle. Plus tard, les doutes furent levés, et la nature rhumatismale de la maladie fut parfaitement établie; le succès ne fut cependant pas complet, et au bout d'un mois et demi le mousse s'embarquait, conservant encore une roideur assez marquée des muscles du cou (côté gauche).

Dans les deux cas dont je viens de parler, on avait employé, avant d'en arriver à de plus énergiques, un moyen qui, dans la plupart des cas de rhumatismes musculaires, a donné d'excellents résultats : je veux parler des cautérisations avec le nitrate d'argent. A moins que les symptômes phlegmasiques ne soient trop évidents, c'est aujourd'hui le premier mode de traitement mis en usage dans le service de la Clinique. Il est d'ailleurs d'une extrême simplicité, puisqu'il suffit de mouiller la pointe d'un crayon de nitrate d'argent et de le passer ensuite sur la partie douloureuse de manière à tracer plusieurs lignes droites. Bientôt la peau se colore en

noir au niveau des points touchés, et il se fait un soulève
ment de l'épiderme; une très petite quantité de sérosité
s'écoule, la pellicule épidermique tombe d'elle-même; des
pansements au cérat suffisent pour amener une dessiccation
complète au bout de deux ou trois jours; et il est rare qu'a-
vant cette époque le malade ne soit sinon guéri, du moins
fort soulagé.

Les *rhumatismes articulaires*, au nombre de 58, se sont
offerts 33 fois sous la forme aiguë, et 25 fois sous la forme
chronique.

Les premiers se sont accompagnés, chez treize malades,
d'accidents du côté de l'organe central de la circulation : 5
péricardites, 3 endocardites, et 5 endo-péricardites, ont formé
le contingent des complications, qui toujours sont survenues
dans les cas de rhumatisme articulaire aigu, multiple, pyrétique, intense. Ce sont ces cas qui ont dû être attaqués le
plus vigoureusement. Les sangsues autour des articulations
malades sont toujours restées le moyen véritablement héroï-
que, et cependant je ne puis passer sous silence, sans au
moins les mentionner, certaines autres méthodes de traitement par les alcalins, la poudre de Dower et la vératrine.
Cet alcaloïde a donné des résultats analogues à ceux déjà
signalés par Aran. Comme dans les faits invoqués par ce
regrettable et savant médecin, la vératrine a surtout agi sur
l'appareil circulatoire. Dans l'espace de deux jours, c'est à
dire après la troisième pilule (0,005), j'ai vu le pouls tomber
de 100 à 56 pulsations. Ce résultat exceptionnel ne s'est pas
reproduit chez d'autres malades; mais chez tous l'état fébrile
a très sensiblement diminué d'intensité, en même temps que
les symptômes locaux.

La poudre de Dower a aussi donné d'assez bons résultats;
mais elle a produit chez certains malades une fatigue telle,
par les superpurgations qu'elle a provoquées, qu'on a été

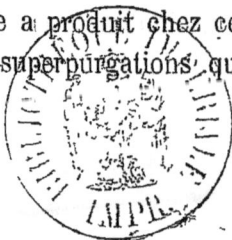

obligé de suspendre assez vite son emploi. Cet effet s'est produit entre autres chez un malade parti de l'hôpital il y a peu
de temps, et qui, dans le cours d'un rhumatisme articulaire
aigu, multiple, pyrétique, intense, a eu une ophthalmie rhumatismale double très caractérisée.

Je ne m'arrêterai pas à donner la division des 35 rhumatismes chroniques selon leur siége ou même leur intensité;
je dirai seulement en passant, que sur le nombre, nous en
avons trouvé 5 qu'on pouvait considérer comme des types
de rhumatismes noueux, et que le traitement considéré par
M. Guéneau de Mussy comme éminemment favorable (les
bains arsénicaux) est resté inefficace. Souvent, dans les cas
de rhumatismes mono-articulaires chroniques, avec ou sans
gonflement, nous avons eu à nous féliciter de l'emploi des
traînées de nitrate d'argent pratiquées ainsi que je l'indiquais
tout à l'heure.

Maladies des voies respiratoires. — Elles sont au nombre
de 261, et se divisent ainsi qu'il suit : laryngites, 7; bronchites aiguës, 44; bronchites chroniques, 50; bronchites capillaires, 8; pleurésiés, 7; épanchements, 18; pneumonies, 22;
hémoptysies, 11; phthisies pulmonaires, 85; emphysèmes, 9.
Enfin, vers la fin du mois de décembre et au commencement
de janvier, quelques malades sont entrés dans les salles de la
Clinique avec des grippes.

L'un des malades atteints de laryngite offrit un instant
d'assez sérieuses difficultés de diagnostic. Quelques symptômes locaux de tuberculisation au sommet de l'un des pou-
mons pouvaient faire penser à une phthisie laryngée, et le
traitement avait même été institué dans ce but, lorsqu'en
poussant le doigt dans le fond de la gorge on trouva, au
niveau des replis glosso-épiglottiques, une tumeur du volume
d'une amande, indolente à la pression, et dont le malade ne
soupçonnait nullement l'existence. L'examen au laryngoscope

permit de voir avec beaucoup de netteté la surface framboisée de cette tumeur. Un chancre qui avait guéri très vite, et dont l'existence remontait à cinq ans, était le seul accident syphilitique accusé par le malade. Depuis lors, à l'en croire, il n'y aurait eu aucune manifestation d'accidents consécutifs, et à part une induration des ganglions cervicaux postérieurs, rien ne pouvait faire soupçonner actuellement chez ce malade une diathèse syphilitique. On n'en institua pas moins un traitement spécifique dont le malade se trouva très bien, puisque, au bout d'un mois environ, la voix était devenue tout à fait claire, et que la tumeur de l'épiglotte avait sensiblement diminué.

Sur 8 *bronchites capillaires,* 1 s'est terminée par la mort; elle survint chez une jeune fille pendant une rougeole. Ce ne fut d'abord qu'une simple bronchite aiguë, qui, au lieu de se terminer par la résolution ou de passer à l'état chronique, atteignit les dernières ramifications bronchiques et enleva rapidement cette jeune malade. Des accidents semblables se produisirent encore chez un homme dont la convalescence fut extrêmement longue.

Ces faits et d'autres identiques autorisent donc à considérer l'éruption rubéolique comme une maladie sérieuse au point de vue des complications qu'elle peut amener du côté des voies respiratoires.

1 seul *épanchement pleurétique* s'est terminé par la mort. X....., âgé de vingt-neuf ans, journalier, d'une constitution robuste et d'un tempérament sanguin, entre à la Clinique pour un épanchement pleurétique récent du côté droit. La fièvre, le point de côté, l'oppression et les phénomènes morbides locaux disparurent bientôt sous l'influence du traitement ordinaire, et le malade était considéré comme guéri. Tout d'un coup, un matin, les accidents reparaissent, la fièvre revient ainsi que le point de côté; l'oppression est

très forte; enfin, le liquide s'est reproduit avec une très grande rapidité. Rien ne put enrayer la maladie, et empêcher le malade de succomber le troisième jour de la récidive. — A l'autopsie, on trouva tout le côté droit du thorax rempli de pus, et quelques tubercules miliaires au sommet du poumon. A quoi peut-on attribuer la rechute chez ce malade? Bien évidemment à l'impression du froid. Ce malade, encore convalescent, placé à côté d'une fenêtre, fut exposé à un courant d'air qui amena une nouvelle pleurésie, et partant une nouvelle collection dans la plèvre. Quant à la cause première de cette facilité d'irritation de la séreuse, ne la trouvons-nous pas dans la présence des tubercules au sommet du poumon, et ce fait ne vient-il pas encore confirmer la loi établie par Aran?

C'est encore dans ce même côté du thorax, le côté droit, que les *pneumonies* sont le plus fréquentes. Sur 22 qui ont été observées en 1862 dans les salles 15 et 6, 15 affectaient le poumon droit, et 7 le poumon gauche. En passant en revue les différentes opinions émises par les auteurs pour expliquer cette fréquence plus grande, M. Henri Gintrac a admis que toutes avaient une action manifeste, mais que c'est surtout la différence de volume et de capacité qu'il faut invoquer.

Enfin, pour terminer cette revue rapide des affections des voies respiratoires, je rappellerai que, dans quelques cas d'emphysème, l'arséniate de soude a produit des effets réellement avantageux.

Les *maladies du système circulatoire* sont en petit nombre relativement au chiffre énorme des maladies des voies respiratoires. Les 22 cas que nous avons observés sont formés par : 2 cas de palpitations nerveuses, 7 péricardites, 12 lésions organiques du cœur, et 1 phlébite. Les palpitations nerveuses ont été observées chez deux jeunes gens qui se livraient avec excès à l'onanisme. Dans les cas de lésion organique du cœur (hypertrophie avec lésion des orifices, et anasarque consécutive), le vin diurétique de Trousseau a produit d'excellents résultats.

Aux maladies du système circulatoire peuvent se rattacher les *maladies par altération du sang*, c'est à dire 17 *chloroses*, 6 cas *d'anémie* et 4 cas de *scorbut*. Le traitement est venu montrer une fois de plus toute la différence qui existe entre la chlorose et l'anémie, la première de ces affections ayant cédé, sinon en totalité du moins en partie, à un traitement par les ferrugineux, et la seconde ayant été guérie, avec une grande facilité, par l'alimentation et le quinquina.

164 malades ont offert des *affections des voies digestives ou de leurs annexes*. Comme précédemment, j'en donnerai d'abord l'énumération, pour insister ensuite sur ce que chaque groupe peut avoir de plus intéressant : stomatites idiopathiques, 2; angines, 20; embarras gastriques, 15; gastrites aiguës, 4; gastrites chroniques, 12; gastralgies, 16; rétrécissement du pylore, 1; gastro-entérites, 13; entérites, 5; entérites folliculeuses (fièvres typhoïdes), 14; colites, 18; dysentéries, 12; lésions organiques des intestins, 3; entéralgies, 2; coliques saturnines, 2; cholérines, 9; péritonites, 4; lésion organique du foie, 1; ictères, 5; lésions organiques de la rate, 2.

Angines. — Dans le nombre se trouvent toutes les variétés, depuis la simple angine tonsillaire, jusqu'aux productions couenneuses les plus étendues. Toutes se sont heureusement terminées. Un grand nombre a donné lieu à la formation d'abcès dans l'intérieur des amygdales, abcès qui se sont ouverts le plus souvent à la suite des efforts de vomissements provoqués par l'ingestion du tartre stibié ou de l'ipéca.

Rétrécissement simple du pylore. — Émilie Martin, âgée de vingt-un ans, piqueuse de bottines, fut admise pour la première fois à la clinique interne au mois de février 1861.

À cette époque, on crut à une gastralgie; l'affection sembla d'une légère intensité, puisque, quinze jours seulement après son entrée, la malade sortit se croyant complètement guérie. Le mal ne tarda cependant pas à reparaître, et jusqu'au mois de juillet 1862, cette jeune fille revint plusieurs fois à l'hôpital, présentant toujours à l'observation les phénomènes suivants : apyrexie complète, appétit tantôt très prononcé, tantôt presque nul; langue rosée, pas d'exagération de la soif; douleur épigastrique très variable comme intensité; enfin, et c'était là ce qui dominait, vomissements extrêmement fréquents une heure au plus après chaque ingestion d'aliments.

L'état général, qui d'abord ne s'était nullement ressenti de cette affection de l'estomac, ne tarda pas à se détériorer, et la dernière fois que la malade fut admise à l'hôpital (2 août 1862), on observait, outre les symptômes dont j'ai déjà parlé, un affaiblissement profond, une maigreur extrême, des vomissements continuels de matières bilieuses ou de substances alimentaires; enfin, une fièvre hectique qui dura jusqu'à la mort de cette jeune fille (19 août).

À l'autopsie, nous trouvâmes quelques tubercules miliaires au sommet du poumon droit. L'intestin grêle semblait avoir un calibre plus petit qu'à l'état normal. A l'extérieur, l'estomac ne paraissait nullement malade. Son volume semble un peu diminué, et ses parois sont légèrement épaissies. La membrane muqueuse a une coloration normale, et n'offre aucune trace des lésions qu'on a rattachées, soit à la gastrite chronique, soit au ramollissement blanc ou non inflammatoire de Louis, soit au ramollissement gélatiniforme de Cruveilhier. L'orifice pylorique est tellement rétréci, que je ne puis faire pénétrer dans le duodénum l'extrémité de mon petit doigt.

Ces lésions anatomiques nous rendaient parfaitement

compte des symptômes morbides que nous avait offerts cette malheureuse jeune fille pendant son existence. Mais nous pouvions pousser encore plus loin l'investigation anatomique; et en mettant sous le champ du microscope une parcelle de ce tissu qui à l'œil nu avait l'aspect d'un anneau pylorique sain, MM. Azam et Labat le trouvèrent formé en très grande partie de fibres musculaires et de quelques rares éléments fibro-plastiques fusiformes.

C'est là, je crois, une observation importante au point de vue de la localisation et de la nature de l'affection. Les rétrécissements du pylore sont en effet consécutifs, le plus souvent, à une affection cancéreuse ayant son siége dans l'anneau lui-même, et s'étendant sur les parois de l'estomac.

Entérites folliculeuses ou fièvres typhoïdes. — Sur 14, nous en avons perdu 5. Chez tous les malades qui ont suc-combé, la maladie a revêtu la forme ataxique. Grâce aux toniques et à l'alimentation continuée pendant toute la durée de la maladie, les fièvres typhoïdes à forme adynamique se sont terminées toujours d'une manière heureuse. Il semble que l'adynamie offre plus facilement prise aux agents théra-peutiques dont nous disposons, tandis qu'au contraire nous restons bien souvent impuissants contre l'élément ataxique, quelle que soit l'affection qu'il vienne compliquer.

Comme phénomène critique, nous avons observé chez l'un de nos malades un certain nombre d'abcès sous-cutanés assez volumineux. Une collection purulente se forma, en outre, dans l'articulation du coude gauche; il en est résulté une ankylose incomplète, qu'une saison de Baréges a très sensiblement améliorée.

Coliques saturnines. — Leur nombre restreint ne me permet pas de grandes remarques. Je dirai cependant que dans l'un de ces deux cas, la faradisation des parois abdo-minales préconisée par M. Briquet a parfaitement réussi.

Après dix minutes d'électrisation, le malade, constipé depuis cinq à six jours, et chez lequel les purgatifs n'avaient rien produit, fut pris d'envies d'aller à la selle, et rendit une abondante quantité de matières. Cette évacuation calma les douleurs, qui ne reparurent plus jusqu'à la sortie du malade.

Hypertrophie de la rate. — Le jeune homme chez lequel nous l'avons observée est encore à l'hôpital. Il a une rate énorme, qui descend jusque dans la fosse iliaque gauche, et qui arrive presque jusqu'au niveau du bord externe du muscle grand droit. Cette hypertrophie considérable, et consécutive à de nombreux accès de fièvres intermittentes, est d'ailleurs rebelle à toutes sortes de traitements.

Les 97 *affections des organes génito-urinaires* se subdivisent de la manière suivante : coliques néphrétiques, 3 ; néphrites granuleuses, 6 ; diabétès, 2 ; orchites, 6 ; vaginites, 11 ; dysménorrhées, 9 ; aménorrhées, 3 ; métrorrhagies, 9 ; leucorrhées, 2 ; métrites, 22 ; rétroflexion utérine, 1 ; prolapsus utérins, 2 ; cancers de l'utérus, 12 ; ovarites, 8 ; hydropisie enkystée de l'ovaire, 1.

Néphrites granuleuses. — Des 6 individus qui en ont été atteints, 2 ont succombé. Dans les deux cas, nous avons trouvé les lésions rénales si bien décrites par M. Rayer. L'un de ces malades put se croire guéri, grâce aux purgatifs drastiques (eau-de-vie allemande) donnés alternativement avec des toniques. Après un traitement de près de trois mois, il quitta le service dans un état extrêmement satisfaisant : l'anasarque, qui était considérable, avait à peu près disparu ; l'embonpoint était revenu, le malade avait repris ses forces, et toutes les fonctions de l'économie semblaient s'exécuter d'une manière normale. Au bout de trois semaines environ de ce mieux relatif, le malade fut pris d'accidents aigus consistant en une dyspnée extrême, et trois jours après son entrée à la clinique, il succombait à un œdème de la glotte dont on a constaté l'existence à l'ouverture cadavérique.

Les *vaginites* ont été traitées avec succès par la glycérine au tannin.

Métrorrhagies. — Sur 9, 7 étaient symptomatiques d'un avortement; qui toujours avait eu lieu avant l'entrée des malades à l'hôpital. Elles ont d'ailleurs été peu sérieuses, et il a été facile de s'en rendre maître.

22 *métrites*, dont 2 aiguës, 13 parenchymateuses chroniques, 4 métrites granuleuses et 2 métrites ulcéreuses du col. Ces six dernières ont été radicalement guéries par la cautérisation avec le nitrate d'argent, les injections astringentes, les bains sulfureux, etc. Les métrites parenchymateuses chroniques ont offert de très grandes difficultés, et la plupart des malades sont sorties légèrement soulagées, mais non guéries.

Ovarites. — 2 aiguës, 4 chroniques. Comme pour les métrites, l'état aigu a été facilement enrayé par des applications locales de sangsues; l'état chronique, au contraire, a persisté malgré tous les traitements mis en usage.

Syphilis. — 7 hommes et 4 femmes sont venus réclamer des soins pour des maladies syphilitiques : 3 nous ont offert les accidents primitifs (chancre induré et bubons), 6 les accidents secondaires (croûte dans les cheveux, roséole, etc.); 2 enfin les accidents tertiaires (douleurs ostéocopes, tumeurs gommeuses, etc.).

Atrophies musculaires progressives. — Deux cas traités sans succès par les bains sulfureux, les toniques, l'électrisation localisée. Chez ces deux malades, l'affection était arrivée à ses dernières limites; elle rendait toute espèce de travail impossible, et ces malheureux ont été obligés d'entrer de nouveau à l'hôpital il y a quelques jours.

Je dois mentionner enfin en terminant : 2 exemples d'*alcoolisme chronique*, 1 d'*intoxication mercurielle* chez un éta-

meur de glaces, et enfin 1 *empoisonnement par de l'eau
chlorée*. Les accidents, qui dans ce dernier cas menaçaient
d'être extrêmement sérieux, furent apaisés d'une manière
assez rapide par l'administration de l'ammoniaque à l'intérieur et deux applications de sangsues à l'épigastre.

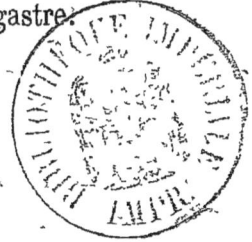

www.ingramcontent.com/pod-product-compliance
Lightning Source LLC
Chambersburg PA
CBHW060516200326
41520CB00017B/5069